Esteban Schmidt

Minimalismus
die Reise zu dir.

1. Auflage 2023
Deutsche Originalfassung
© Esteban Schmidt
Printed in Germany
ISBN 979-8-386-19015-6

„Gewidmet meinen Eltern, die immer für mich da waren."

Inhaltsverzeichnis

Liebe Leserinnen und Leser,

ich freue mich sehr, dass ihr euch für das Thema Minimalismus interessiert und diesem Buch eine Chance gebt. Mein Name ist Esteban und ich habe mich in den letzten Jahren intensiv mit dem Thema Minimalismus auseinandergesetzt. Dabei habe ich nicht nur gelernt, wie man seinen Besitz reduziert und seine Wohnung minimalistisch einrichtet, sondern auch wie man ein erfülltes und glückliches Leben führen kann.

Mir ist durchaus bewusst, dass es viele Vorurteile gegenüber Minimalismus gibt. Manch einer denkt, wir Minimalisten wären nur geizige Menschen, die auf alles verzichten und nichts genießen können. Aber das stimmt nicht.
Wir Minimalisten verstehen, dass das Glück nicht im Konsum von materiellen Dingen liegt, sondern in den Beziehungen zu anderen Menschen, in der Entfaltung der eigenen Kreativität und in der Erfüllung von persönlichen Zielen und Werten.
In diesem Buch möchte ich euch einen Einblick in das Thema und dessen viele

Facetten geben. Ihr werdet viele Tipps und Tricks rund um das Thema Minimalismus finden. Aber Achtung, es wird kein trockener Ratgeber sein, sondern ich werde mein Bestes geben, um euch mit einer Prise Humor und Leichtigkeit durch die Seiten zu führen. Schließlich sollte das Leben auch Spaß machen, auch wenn man minimalistisch lebt! Ich wünsche euch viel Freude beim Lesen und hoffe, dass ihr einige Inspirationen mitnehmen könnt, um euer Leben einfacher und erfüllter zu gestalten.

Euer Esteban

Kapitel 1

Einführung

1.1 Definition

Minimalismus ist ein Lebensstil, der sich auf das Wesentliche beschränkt und das Überflüssige eliminiert. Es geht darum, bewusst und gezielt zu leben, um sich auf das zu konzentrieren, was wirklich wichtig ist. Die Ursprünge des Minimalismus gehen auf verschiedene kulturelle Strömungen und historische Ereignisse zurück. Eine wichtige kulturelle Bewegung, die die Entwicklung des Minimalismus beeinflusst hat, ist die Zen-Philosophie. Zen ist eine buddhistische Schule, die in China im 6. Jahrhundert entstanden ist und später in Japan und anderen Ländern populär wurde. Zen betont die Bedeutung von Achtsamkeit und Meditation, um zu einem Zustand der inneren Ruhe und Klarheit zu gelangen. Zen-Lehren haben dazu beigetragen, das Konzept des Minimalismus als einen Weg zu einem einfachen, friedvollen Leben zu entwickeln. Ein weiterer wichtiger Einfluss auf den Minimalismus war die Kunstbewegung der 1960er Jahre. Künstler wie Donald Judd, Dan Flavin und Carl Andre experimentierten mit reduzierten Formen und Materialien und schufen minimalistische Kunstwerke, die auf das Wesentliche reduziert waren. Diese Kunstwerke waren oft aus einfachen geometrischen Formen wie

Quadern, Zylindern und Kegeln aufgebaut und waren darauf ausgerichtet, den Betrachter auf das Wesentliche zu konzentrieren.

Eine der bekanntesten Definitionen des Minimalismus stammt von dem Künstler und Schriftsteller Donald Judd. In einem Essay aus dem Jahr 1965 definierte er den Minimalismus als "die direkte, unmittelbare Präsenz der Dinge". Diese Definition betont die Bedeutung der Konzentration auf das physische Objekt anstatt auf seine Bedeutung oder symbolische Bedeutung.
In den letzten Jahren hat sich der Minimalismus zu einem breiteren kulturellen Phänomen entwickelt, das sich auf verschiedene Bereiche des Lebens auswirkt, einschließlich Mode, Inneneinrichtung, Architektur und Lebensstil. Der Minimalismus kann auch als eine Antwort auf den Konsumismus und die Überflussgesellschaft gesehen werden, in der wir leben. Immer mehr Menschen fühlen sich überwältigt von den Anforderungen und Erwartungen, die an sie gestellt werden, und suchen nach einem Weg, um einfacher und glücklicher zu leben.
Der Minimalismus als Lbensstil kann unterschiedliche Bedeutungen für verschiedene Menschen haben. Für manche

bedeutet es, sich von überflüssigen Dingen zu befreien und sich auf das zu konzentrieren, was wirklich wichtig ist. Für andere geht es darum, sich von materiellen Dingen zu befreien und sich auf innere Erfüllung und persönliches Wachstum zu konzentrieren.

1.2 Gesellschaftliche Relevanz

In unserer heutigen Gesellschaft, die von Überfluss und Konsum geprägt ist, gewinnt Minimalismus zunehmend an Relevanz.

Gegenüber der Klimakrise trägt Minimalismus zur Nachhaltigkeit bei: Die Klimakrise hat uns gezeigt, dass wir als Gesellschaft nachhaltiger leben müssen, um unsere Zukunft und die unserer Kinder zu sichern. Minimalismus unterstützt diese Bemühungen, indem er dazu beiträgt, den Ressourcenverbrauch zu reduzieren. Durch den Verzicht auf überflüssige Dinge können wir unseren ökologischen Fußabdruck verringern und unsere Umwelt schonen.

Minimalismus ermöglicht Freiheit und Flexibilität: Durch den Verzicht auf Besitztümer und den Fokus auf das Wesentliche ermöglicht uns Minimalismus, unser Leben freier und flexibler zu gestalten. Wir sind nicht länger an materielle Dinge gebunden, was uns die Freiheit gibt, uns auf andere Dinge zu konzentrieren, die uns wirklich wichtig sind.

Minimalismus kann Stress reduzieren: Unsere Gesellschaft ist zunehmend stressig und hektisch. Wir haben oft das Gefühl, dass wir uns durch den Besitz von mehr Dingen besser fühlen oder erfolgreicher sind. Aber in Wirklichkeit kann dies den Stress nur verstärken. Durch den Minimalismus können wir den Stress reduzieren, indem wir uns auf das konzentrieren, was wirklich wichtig ist.

Minimalismus kann finanzielle Freiheit bieten: In einer Welt, in der wir oft das Gefühl haben, immer mehr Geld verdienen zu müssen, um glücklich zu sein, kann Minimalismus finanzielle Freiheit bieten. Indem wir uns auf das Wesentliche beschränken und nur das kaufen, was wir wirklich brauchen, können wir unser Geld sparen und uns auf unsere Ziele konzentrieren.

Minimalismus fördert Kreativität und Selbstverwirklichung: Minimalismus erfordert, dass wir uns auf das Wesentliche konzentrieren und uns von überflüssigen Dingen befreien. Dies gibt uns Raum, um unsere Kreativität zu entfalten und uns auf unsere Ziele und Träume zu konzentrieren. Wir können uns auf das konzentrieren, was uns wirklich wichtig ist und uns auf unserem Weg zur Selbstverwirklichung unterstützen.

Insgesamt ist Minimalismus in unserer heutigen Gesellschaft relevant, da er uns hilft, uns von überflüssigen Dingen zu befreien, die uns belasten und uns daran hindern, unser volles Potenzial auszuschöpfen. Durch den Minimalismus können wir ein glücklicheres, freieres und erfüllteres Leben führen, das auf unseren wahren Werten und Bedürfnissen basiert.

1.3 Ausprägungen

Minimalismus ist ein vielseitiges Konzept, das in verschiedenen Formen und Ausprägungen auftreten kann.

I) Darunter ist zum Beispiel der *ästhetische Minimalismus*. Er bezieht sich auf eine minimalistische Ästhetik, die sich auf klare Linien, einfache Formen und monochromatische Farben konzentriert. Im Mittelpunkt steht die Reduktion auf das Wesentliche, um eine zeitlose und elegante Ästhetik zu schaffen.

Im Bereich der bildenden Kunst hat der ästhetische Minimalismus eine lange Geschichte. Bereits in den 1960er Jahren entstand die Minimal Art, die sich auf die Reduktion von Formen und Farben konzentrierte. Künstler wie Donald Judd, Sol LeWitt und Dan Flavin schufen Werke, die aus einfachen geometrischen Formen und monochromatischen Farben bestanden.

Im Bereich der Architektur ist der ästhetische Minimalismus in Form von modernen, minimalistischen Gebäuden zu sehen. Diese Gebäude zeichnen sich durch klare Linien, einfache Formen und monochromatische

Farben aus. Beispiele hierfür sind das Neue Museum in Berlin von David Chipperfield oder das Apple Store in New York City von Bohlin Cywinski Jackson.

Im Designbereich zeigt sich der ästhetische Minimalismus in Produkten, die auf ihre essentiellen Funktionen reduziert wurden. Diese Produkte zeichnen sich durch klare Linien, einfache Formen und neutrale Farben aus. Beispiele hierfür sind die Möbel von Ludwig Mies van der Rohe oder die Elektronikprodukte von Apple.
Um den ästhetischen Minimalismus umzusetzen, ist es wichtig, sich auf das Wesentliche zu konzentrieren und Überflüssiges wegzulassen. Die Wahl der Farben sollte auf neutrale, monochromatische Töne beschränkt werden, um eine beruhigende und klare Atmosphäre zu schaffen. Die Formen sollten einfach und geometrisch sein, um eine klare Struktur zu schaffen. Es geht darum, die Materialien, die Formen und Farben bewusst auszuwählen, um ein harmonisches Ganzes zu schaffen.

Im persönlichen Bereich kann der ästhetische Minimalismus dazu beitragen, ein aufgeräumtes und stressfreies Zuhause zu schaffen. Durch die Reduktion auf das

Wesentliche können überflüssige Gegenstände und Unordnung vermieden werden. Ein minimalistisches Zuhause kann dazu beitragen, dass man sich auf das Wesentliche konzentrieren und sich besser auf seine Ziele und Prioritäten fokussieren kann.

Ästhetischer Minimalismus bietet also eine Möglichkeit, zeitlose und elegante Ästhetik zu schaffen, die durch Einfachheit und Klarheit besticht. Es geht darum, die Schönheit im Wesentlichen zu finden und Überflüssiges wegzulassen, um eine klare und harmonische Ästhetik zu schaffen.

II) Eine weitere Ausprägung ist der *Konsumminimalismus*. Er ist im Grunde genommen die Idee, dass man weniger kauft und sich auf das Wesentliche beschränkt. Der Konsum wird minimiert, um mehr Raum für das zu schaffen, was wirklich zählt.
Aber woher kommt diese Idee? Nun, sie ist eine Reaktion auf unsere heutige Konsumgesellschaft, in der wir ständig mit Werbung und Kaufanreizen bombardiert werden. Wir sollen immer mehr und immer neueres kaufen, um glücklich zu sein. Aber das ist natürlich Quatsch. Glück kommt nicht

aus dem Einkaufswagen, sondern aus unserem Inneren.

Also, wie setzt man den Konsumminimalismus um? Zunächst einmal sollte man sich fragen: Brauche ich das wirklich? Wenn die Antwort nein ist, dann lass es bleiben. Konzentriere dich auf die Dinge, die wirklich wichtig sind und die dich glücklich machen. Das kann eine gute Tasse Kaffee mit Freunden sein, ein Spaziergang im Park oder ein gutes Buch.

Du musst auch nicht alles immer neu kaufen. Second-Hand-Läden sind deine Freunde! Hier findest du tolle Schnäppchen und unterstützt auch noch die Nachhaltigkeit. Und wenn du doch mal etwas Neues brauchst, dann kaufe es bewusst und achte darauf, dass es langlebig und nachhaltig ist.

Aber Konsumminimalismus bedeutet nicht, dass man auf alles verzichten muss. Es geht darum, bewusste Entscheidungen zu treffen und sich auf das Wesentliche zu konzentrieren. Wenn du zum Beispiel gerne Reisen magst, dann gönn dir das! Aber überlege dir, was du wirklich brauchst und was du einfach weglassen kannst.

Konsumminimalismus ist also eine Möglichkeit, sich auf das zu konzentrieren,

was wirklich zählt, und sich von dem Druck
zu befreien, immer mehr und immer neueres
haben zu müssen. Es geht darum, bewusste
Entscheidungen zu treffen und sich auf das zu
konzentrieren, was dich wirklich glücklich
macht. Und wer weiß, vielleicht wirst du am
Ende sogar mehr Geld in der Tasche haben,
um das zu tun, was dich wirklich glücklich
macht.

III) Der *Wohnminimalismus* ist ein Lebensstil,
der sich auf das Wesentliche im eigenen
Zuhause konzentriert. Es geht darum,
Unordnung und Überflüssiges zu minimieren,
um Platz für das zu schaffen, was wirklich
wichtig ist. Der Fokus liegt dabei auf der
Schaffung eines funktionalen und ästhetisch
ansprechenden Wohnraums.
Der Ursprung des Wohnminimalismus lässt
sich in den USA der 1990er Jahre
zurückverfolgen. Dort entstand die Bewegung
des "Simple Living", die sich auf einen
einfacheren und bewussteren Lebensstil
konzentrierte. Der Wohnminimalismus als
Teil dieser Bewegung hat in den letzten
Jahren durch Bücher, Blogs und soziale
Medien immer mehr an Popularität
gewonnen.

Um den Wohnminimalismus umzusetzen, gibt es einige wichtige Schritte. Der erste Schritt besteht darin, sich von überflüssigen Gegenständen zu trennen. Hierbei kann es helfen, sich von Gegenständen zu trennen, die nicht mehr gebraucht oder geliebt werden. Eine gute Möglichkeit, dies zu tun, ist das sogenannte "Decluttering", also das Ausmisten von Gegenständen, die nicht mehr benötigt werden.

Ein weiterer wichtiger Schritt besteht darin, die eigenen Konsumgewohnheiten zu überdenken. Hierbei geht es darum, bewusster zu konsumieren und nur noch Dinge zu kaufen, die wirklich gebraucht werden. Beispielsweise können Mehrfachkäufe von ähnlichen Dingen vermieden werden oder man kann sich für hochwertige und langlebige Produkte entscheiden, anstatt für billige Massenware.

Eine weitere wichtige Komponente des Wohnminimalismus ist die Gestaltung des Wohnraums. Hierbei geht es darum, eine funktionale und ästhetisch ansprechende Umgebung zu schaffen. Ein minimalistischer Wohnraum zeichnet sich durch klare Linien, eine neutrale Farbpalette und eine reduzierte Anzahl von Möbeln und Gegenständen aus.

Durch die Reduktion auf das Wesentliche wird ein aufgeräumter und beruhigender Raum geschaffen.

Um den Wohnminimalismus erfolgreich umzusetzen, kann es auch hilfreich sein, sich mit anderen Minimalisten auszutauschen und sich gegenseitig zu inspirieren. Es gibt zahlreiche Blogs und soziale Medien-Gruppen, in denen sich Minimalisten austauschen und Tipps geben.

IV) *Digitaler Minimalismus* konzentriert sich darauf, den Einfluss digitaler Technologie auf das eigene Leben zu minimieren und bewusster damit umzugehen. Es geht darum, die Zeit, die man online verbringt, zu reduzieren und digitale Technologie nur noch gezielt und bewusst zu nutzen.

Die Idee des digitalen Minimalismus geht auf den US-amerikanischen Autor und Informatiker Cal Newport zurück, der 2019 ein gleichnamiges Buch zum Thema veröffentlichte. Newport beschreibt digitalen Minimalismus als eine Gegenbewegung zu einem übermäßigen Konsum von digitalen Technologien, die uns oft mehr ablenken als bereichern.

Um digitalen Minimalismus zu praktizieren, gibt es einige Schritte, die man unternehmen kann. Der erste Schritt besteht darin, sich bewusst zu werden, wie viel Zeit man online verbringt und wie man digitale Technologie nutzt. Hierbei kann es hilfreich sein, eine Bestandsaufnahme zu machen und zu überlegen, welche digitalen Aktivitäten wirklich wichtig sind und welche man reduzieren oder eliminieren kann.

Ein weiterer wichtiger Schritt besteht darin, sich von digitalen Ablenkungen zu befreien. Hierbei kann man beispielsweise Social-Media-Apps löschen oder den Konsum von Nachrichten einschränken. Wichtig ist, dass man sich bewusst dafür entscheidet, welche digitalen Technologien man in seinem Leben haben möchte und welche nicht.

Ein weiterer wichtiger Aspekt des digitalen Minimalismus ist die Schaffung von Offline-Zeit. Hierbei geht es darum, sich bewusst Zeit zu nehmen, um offline zu sein und sich auf andere Dinge zu konzentrieren. Das kann bedeuten, dass man einen digitalen Detox-Tag einlegt oder sich bewusst Zeit ohne digitale Technologie einplant, um sich zum Beispiel auf seine Hobbys oder seine Beziehungen zu konzentrieren.

Eine weitere Möglichkeit, digitalen Minimalismus umzusetzen, besteht darin, digitale Technologie bewusster zu nutzen. Hierbei geht es darum, sich Zeitlimits zu setzen und digitale Technologie nur noch gezielt und bewusst zu nutzen. Beispielsweise kann man sich bestimmte Zeiten am Tag oder in der Woche reservieren, um E-Mails zu beantworten oder Social Media zu nutzen.

Durch die Reduktion von digitaler Ablenkung kann man mehr Zeit und Energie für die Dinge haben, die wirklich wichtig sind, wie zum Beispiel Hobbys, Beziehungen und persönliche Entwicklung. Es geht dabei nicht darum, digitale Technologie komplett zu vermeiden, sondern darum, bewusster damit umzugehen und sie nur noch gezielt und sinnvoll zu nutzen.

V) *Zeitminimalismus* ist eine Lebensphilosophie, die darauf abzielt, die Zeit, die man für verschiedene Aktivitäten aufwendet, zu minimieren und zu optimieren. Es geht dabei nicht um die Reduktion von Zeit an sich, sondern vielmehr um die Konzentration auf das Wesentliche und das Vermeiden von Zeitverschwendung. Ziel ist es, mehr Zeit für die Dinge zu haben, die wirklich wichtig sind, und dabei ein erfüllteres und zufriedeneres Leben zu führen.

Die Ursprünge des Zeitminimalismus liegen in der Philosophie des Minimalismus, die sich auf die Reduktion des Überflüssigen in allen

Bereichen des Lebens konzentriert. Der Zeitminimalismus ist eine konsequente Weiterentwicklung dieser Idee, indem er sich speziell auf die Zeit als Ressource konzentriert.

Um Zeitminimalismus zu praktizieren, gibt es einige Schritte, die man befolgen kann. Der erste Schritt besteht darin, sich bewusst zu werden, wie man seine Zeit verbringt. Hierbei kann es helfen, eine Art Tagebuch zu führen und die verschiedenen Aktivitäten aufzuschreiben, die man im Laufe des Tages durchführt. So kann man einen Überblick über die eigene Zeitnutzung gewinnen und erkennen, welche Aktivitäten Zeitverschwendung sind.
Ein weiterer wichtiger Schritt besteht darin, Prioritäten zu setzen und sich auf die Dinge zu konzentrieren, die wirklich wichtig sind. Hierbei kann es helfen, eine Liste der wichtigsten Ziele und Aufgaben zu erstellen und sich auf die Umsetzung dieser zu konzentrieren. Dabei sollte man sich auf diejenigen Aktivitäten konzentrieren, die langfristig positive Auswirkungen haben und die einem dabei helfen, die eigenen Ziele zu erreichen.
Ein weiterer wichtiger Aspekt des Zeitminimalismus ist die Vermeidung von

Ablenkungen. Hierbei geht es darum, sich bewusst von denjenigen Dingen abzulenken, die uns von unseren Zielen abhalten. Beispielsweise kann es helfen, das Handy auszuschalten oder E-Mail-Benachrichtigungen zu deaktivieren, um sich auf die wichtigsten Aufgaben konzentrieren zu können.

Schließlich kann es auch hilfreich sein, sich selbst Zeitlimits zu setzen. Hierbei geht es darum, die Zeit, die man für eine bestimmte Aktivität aufwendet, zu begrenzen. So kann man verhindern, dass man zu viel Zeit mit unwichtigen Aufgaben verschwendet und sich auf die wichtigen Aufgaben konzentriert. Insgesamt bietet der Zeitminimalismus eine Möglichkeit, ein erfüllteres und zufriedeneres Leben zu führen, indem man sich auf das Wesentliche konzentriert und Zeitverschwendung vermeidet. Durch die Konzentration auf die wichtigsten Ziele und Aufgaben kann man langfristig positive Veränderungen in seinem Leben erreichen und mehr Zeit für die Dinge haben, die einem wirklich wichtig sind.

VI) *Religiöser oder spiritueller Minimalismus* konzentriert sich darauf, das Leben zu vereinfachen und sich auf die Dinge zu konzentrieren, die wirklich wichtig sind. Es geht darum, sich von materiellen Besitztümern und unnötigen Ablenkungen zu lösen und sich auf die spirituellen Aspekte des Lebens zu konzentrieren.

Um spirituellen Minimalismus in der Praxis umzusetzen, gibt es einige Schritte, die man befolgen kann. Der erste Schritt besteht darin, sich bewusst zu werden, was einem im Leben wirklich wichtig ist. Hierbei geht es nicht nur um die materiellen Dinge, sondern auch um die persönlichen Beziehungen, die man pflegt und die spirituellen Werte, die man schätzt. Ein weiterer wichtiger Schritt ist es, sich von unnötigem Ballast zu befreien. Hierbei geht es nicht nur um materielle Dinge, sondern auch um unnötige Verpflichtungen oder Aktivitäten, die einem keine Freude bereiten oder einem nicht dabei helfen, seine spirituellen Ziele zu erreichen. Durch die Befreiung von diesen Dingen kann man sich mehr auf die Dinge konzentrieren, die einem wirklich wichtig sind.

Ein weiterer wichtiger Aspekt des spirituellen Minimalismus ist es, eine positive Einstellung zu kultivieren. Hierbei geht es darum, sich auf die positiven Aspekte des Lebens zu konzentrieren und negative Gedanken und Emotionen loszulassen. Durch eine positive

Einstellung kann man sich auf das
Wesentliche konzentrieren und das Leben in
vollen Zügen genießen.

Eine weitere Möglichkeit, den spirituellen
Minimalismus in die Praxis umzusetzen, ist
es, sich auf die spirituelle Entwicklung zu
konzentrieren. Hierbei geht es darum, sich
Zeit zu nehmen, um zu meditieren, zu beten
oder sich anderweitig auf spirituelle Weise zu
engagieren. Durch die Konzentration auf die
spirituelle Entwicklung kann man seine innere
Stärke und sein Verständnis für das Leben
verbessern.

Schließlich ist es wichtig, die eigenen
Beziehungen zu pflegen. Hierbei geht es nicht
nur um die persönlichen Beziehungen zu
Freunden und Familie, sondern auch um die
Beziehung zu sich selbst und der Umwelt.
Durch die Pflege dieser Beziehungen kann
man eine positive und unterstützende
Umgebung schaffen, die einem dabei hilft,
seine spirituellen Ziele zu erreichen. Durch
die Konzentration auf das Wesentliche und
die Befreiung von unnötigem Ballast kann
man eine tiefere Verbindung zu sich selbst
und der Welt um uns herum aufbauen.

Wie wir sehen, gibt es viele verschiedene
Ausprägungen des Minimalismus, die sich auf

verschiedene Aspekte des Lebens beziehen. Obwohl sie sich in ihren Schwerpunkten unterscheiden, haben sie alle gemeinsam, dass sie sich auf das Ursprüngliche konzentrieren.

Kapitel 2

Vorteile

2.1 Stress & Zeit

Ein minimalistischer Lebensstil kann eine positive Auswirkung auf den Stresslevel und den Faktor Zeit im Leben haben. Indem man sich auf das Wesentliche konzentriert und unnötigen Ballast aus dem Leben entfernt, kann man sich auf die Dinge konzentrieren, die wirklich wichtig sind. Aber woran können wir das konkret festmachen und entdecken?

Weniger materieller Besitz: Durch die Reduzierung des materiellen Besitzes und die Konzentration auf die Dinge, die wirklich wichtig sind, kann man den Stress reduzieren, der mit der Wartung und Pflege von unnötigen Gegenständen verbunden ist. Weniger Besitz bedeutet auch weniger Zeit, die für die Organisation und Reinigung benötigt wird, was mehr Freizeit und Ruhe im Leben schafft.

Weniger Verpflichtungen: Indem man sich auf die Dinge konzentriert, die einem wirklich wichtig sind, kann man auch die Verpflichtungen reduzieren, die einen stressen können. Zum Beispiel kann man Freundschaften oder Aktivitäten aufgeben, die einem keine Freude bereiten oder einem nicht dabei helfen, seine Ziele zu erreichen. Durch

die Reduzierung von unnötigen
Verpflichtungen hat man mehr Zeit für sich
selbst und die Dinge, die einem wirklich
wichtig sind.

Klare Zielsetzung: Durch die Konzentration
auf die Dinge, die wirklich wichtig sind, kann
man auch seine Ziele klarer definieren und
sich darauf konzentrieren, sie zu erreichen.
Wenn man sich auf weniger Dinge
konzentriert, kann man mehr Energie und
Aufmerksamkeit auf die Dinge legen, die
wirklich wichtig sind. Dies kann zu einer
höheren Erfolgsrate bei der Erreichung von
Zielen führen und den Stress reduzieren, der
mit einer unklaren Zielsetzung verbunden ist.

Mehr Zeit für Achtsamkeit: Indem man sich
Zeit nimmt, um in der Gegenwart zu leben
und sich auf die Dinge zu konzentrieren, die
man gerade tut, kann man auch den Stress
reduzieren, der mit der ständigen Ablenkung
und dem Multitasking verbunden ist. Ein
minimalistischer Lebensstil kann es einfacher
machen, sich auf eine Aufgabe zu
konzentrieren und die Zeit zu genießen, die
man dafür verwendet.

Weniger Entscheidungen: Indem man sich auf
weniger Dinge konzentriert, die man besitzen

oder tun möchte, kann man auch die Anzahl der Entscheidungen reduzieren, die man jeden Tag treffen muss. Das Reduzieren von Entscheidungen kann den Stress reduzieren, der mit der Auswahl und dem Vergleich von Optionen verbunden ist.

Durch die Konzentration auf die Dinge, die einem wirklich wichtig sind, kann man eine tiefere Verbindung zu sich selbst und der Welt um uns herum aufbauen und ein erfüllteres und stressfreieres Leben führen.

2.2 Finanzielle Freiheit

Minimalismus kann sich positiv auf die finanzielle Freiheit auswirken, da ein minimalistischer Lebensstil in der Regel mit einem geringeren finanziellen Aufwand verbunden ist. Durch die Reduzierung von Besitz und Ausgaben kann man Geld sparen und seine finanzielle Situation verbessern. Ein erster Schritt findet daher im Konsumaspekt statt. Ein minimalistischer Lebensstil beinhaltet in der Regel weniger Konsum. Indem man sich auf das Wesentliche konzentriert und unnötige Einkäufe vermeidet, kann man Geld sparen und seine finanzielle Situation verbessern. Wenn man somit weniger kauft und sich auf das Nötigste konzentriert, kann man auch seine Schulden reduzieren. Eine hohe Verschuldung kann einen erheblichen finanziellen Druck ausüben und die Freiheit einschränken, Entscheidungen zu treffen oder Ziele zu verfolgen.

Durch die Reduzierung der Ausgaben und die Vermeidung von unnötigen Kosten kann man Geld sparen und ein finanzielles Polster aufbauen. Dies kann dazu beitragen, dass man in schwierigen Zeiten besser abschneidet oder

sich langfristige Ziele wie eine Reise oder
eine Immobilie leisten kann.
Minimalismus geht oft mit einem Fokus auf
Qualität einher. Indem man sich auf
hochwertige Produkte konzentriert, die lange
halten, kann man langfristig Geld sparen und
die Lebensdauer der Produkte verlängern.
Minimalismus kann auch dazu führen, dass
man sich stärker auf Einnahmen konzentriert.
Wenn man weniger ausgibt, kann man mehr
Geld sparen oder investieren. Dadurch kann
man auch neue Möglichkeiten schaffen, um
Geld zu verdienen oder finanzielle Ziele
schneller zu erreichen.
Ein minimalistischer Lebensstil erfordert
jedoch oft eine Veränderung in der
Denkweise und einen Verzicht auf bestimmte
Gewohnheiten und Konsumgewohnheiten. Es
erfordert auch eine gewisse Disziplin, um den
minimalistischen Lebensstil beizubehalten
und die finanzielle Freiheit langfristig zu
fördern.

2.3 Raum für Kreativität und
Selbstverwirklichung

Minimalismus schafft auch Raum für
Kreativität, indem er Ablenkungen und
Überflüssiges reduziert. Dadurch, dass man
sich auf das Wesentliche konzentriert, kann
man seine Energie und Aufmerksamkeit auf
die Dinge richten, die einem wirklich wichtig
sind, und somit auch Raum für Kreativität
schaffen. Aber ein minimalistischer
Lebensstil kann auch dazu beitragen, dass
man stressfreier lebt. Denn Stress kann eine
kreative Blockade darstellen und somit Raum
für Kreativität blockieren. Durch eine
Reduzierung von Stress kann man seine
Energie und Kreativität besser nutzen.
Ausserdem trägt er dazu bei, dass man somit
mehr geistigen Raum schafft. Indem man
unnötige Dinge aus seinem Leben entfernt,
kann man Platz schaffen und somit auch
Raum für Kreativität. Ein aufgeräumtes
Umfeld kann zudem auch eine inspirierende
Umgebung schaffen.
Auch eine effizientere Nutzung der Zeit ebnet
den Weg für kreativere Aktivitäten wie
Projekte oder Hobbies. Dies eröffnet häufig
neue Perspektiven und man kann somit auch
neue Ideen entwickeln. Indem man sich von
alten Gewohnheiten und Mustern befreit,

kann man neue Möglichkeiten entdecken und somit auch neue kreative Wege finden. Minimalismus kann auch dazu beitragen, dass man sich selbst besser kennenlernt und reflektiert. Durch die Auseinandersetzung mit seinen eigenen Bedürfnissen und Werten und indem man sich von äußeren Einflüssen befreit, kann man besser verstehen, wer man wirklich ist und was man im Leben erreichen möchte. Das kann dazu beitragen, dass man sich besser selbstverwirklichen kann.

2.4 Eine umweltbewusstere Lebensweise

Durch einen minimalistischen Lebensstil kann man auf verschiedene Arten umweltbewusster leben. Hier sind einige Möglichkeiten, wie Minimalismus dazu beitragen kann, dass man nachhaltiger und umweltfreundlicher lebt:

Reduzierung von Konsum: Minimalismus setzt auf eine Reduzierung von Konsum und den Fokus auf das Wesentliche. Indem man bewusster einkauft und weniger konsumiert, kann man weniger Abfall produzieren und somit auch Ressourcen schonen.

Nachhaltige Produkte: Wenn man Dinge benötigt, kann man darauf achten, dass man nachhaltige Produkte auswählt. Das bedeutet, dass man zum Beispiel auf recycelte Materialien, fair gehandelte Produkte oder Produkte mit umweltfreundlichen Zertifikaten achtet.

Vermeidung von Plastik: Plastik ist ein großes Problem für die Umwelt und kann nur schwer abgebaut werden. Durch einen minimalistischen Lebensstil kann man darauf achten, weniger Plastik zu verwenden und auf Alternativen umzusteigen. So kann man zum

Beispiel auf wiederverwendbare Taschen, Flaschen oder Behälter umsteigen.

Reparatur statt Neukauf: Wenn Dinge kaputtgehen, kann man versuchen, sie zu reparieren, anstatt sie direkt zu ersetzen. Das kann dazu beitragen, dass man weniger Müll produziert und Ressourcen spart.

Vermeidung von Überflüssigem: Ein minimalistischer Lebensstil setzt auch darauf, Überflüssiges zu vermeiden. Indem man darauf achtet, nur die Dinge zu besitzen, die man wirklich braucht, kann man auch weniger Abfall produzieren und somit Ressourcen schonen.

Verzicht auf Einwegprodukte: Einwegprodukte wie Einweggeschirr, -besteck oder -becher belasten die Umwelt stark. Durch einen minimalistischen Lebensstil kann man darauf achten, solche Produkte zu vermeiden und stattdessen auf wiederverwendbare Alternativen umzusteigen.

Ein minimalistischer Lebensstil kann somit dazu beitragen, dass man weniger Ressourcen verbraucht, weniger Abfall produziert und somit auch die Umwelt schont.

Kapitel 3

Minimalistisch Leben

3.1 Dinge loswerden

Es gibt verschiedene Methoden, sich von materiellen Dingen zu trennen. An dieser Stelle möchte ich dazu gern einige Methoden aufzählen. Diese Methoden können dabei helfen, sich von materiellen Dingen zu trennen und Platz zu schaffen. Jeder Mensch hat jedoch eine andere Herangehensweise, die für ihn am besten funktioniert. Es ist wichtig, die Methode zu finden, die für einen selbst am besten funktioniert, denn der erste Schritt beginnt im Kopf.

KonMari-Methode: Diese Methode wurde von der japanischen Aufräumexpertin Marie Kondo entwickelt und setzt darauf, dass man nur die Dinge behält, die Freude bereiten. Man sortiert seine Besitztümer nach Kategorien (z.B. Kleidung, Bücher, Küchenutensilien) und entscheidet sich dann für jedes Objekt, ob man es behalten oder loslassen möchte.

30-Tage-Challenge: Bei dieser Methode setzt man sich das Ziel, jeden Tag einen Gegenstand auszusortieren und sich von ihm zu trennen. So kann man nach und nach Platz schaffen und sich von Überflüssigem befreien.

Minimalismus-Projekt: Hierbei setzt man sich ein bestimmtes Ziel, wie zum Beispiel den Besitz auf 100 Dinge zu reduzieren. Man geht systematisch vor und entscheidet sich bewusst, welche Gegenstände man behalten möchte und von welchen man sich trennen kann.

Verkauf oder Spende: Eine Möglichkeit, sich von Dingen zu trennen, ist der Verkauf oder die Spende. Man kann beispielsweise eine Verkaufsplattform nutzen oder die Dinge an gemeinnützige Organisationen oder soziale Einrichtungen spenden.

Digitales Aufräumen: Auch digitale Besitztümer wie Fotos, E-Mails oder Dateien können Platz beanspruchen und für Unordnung sorgen. Durch ein digitales Aufräumen kann man auch hier Ordnung schaffen und Platz schaffen.

Minimalismus-Challenge: Eine Minimalismus-Challenge ist eine Herausforderung, bei der man sich zum Ziel setzt, eine bestimmte Anzahl an Gegenständen auszusortieren. Dabei kann man zum Beispiel jeden Tag einen Gegenstand aussortieren oder sich eine bestimmte Anzahl an Gegenständen pro Woche vornehmen.

Kleiderschrank-Aufräumaktion: Eine Kleiderschrank-Aufräumaktion kann dabei helfen, sich von Kleidung zu trennen, die man nicht mehr benötigt. Dabei kann man zum Beispiel alle Kleidungsstücke aussortieren, die man seit einem Jahr nicht mehr getragen hat.

3.2 Ausgaben reduzieren

Ausgaben zu reduzieren ist ein wesentlicher Aspekt, der wohl vielen eher schwerfallen wird. Hier wird im Alltag am deutlichste, da wir alle den täglicheren Herausforderungen ausgeliefert sind. Zugegeben, fällt es auch mir schwer, hin und wieder „Nein" zu sagen. Wenn man allerdings dies eine Zeit lang praktiziert, gewöhnt man sich daran. Bei mir ist es mittlerweile so, dass ich sehr gerne in Läden gehe und mich regelrecht erfreuen, wenn ich ohne einen Kauf rausgehe. Aber was können wir konkret tun? Hier einige Tipps aus meinem Alltag. Wichtig ist es jedoch auch, dass man für sich selbst herausfindet, wo man Prioritäten setzen möchte.

Kaufe nur das Nötigste: Minimalismus bedeutet, dass man sich auf das Wesentliche konzentriert. Daher sollte man beim Kauf von Produkten darauf achten, nur das Nötigste zu kaufen und sich zu überlegen, ob man das Produkt wirklich braucht.

Miete oder leihe statt zu kaufen: Man muss nicht immer alles besitzen. Statt etwas zu kaufen, kann man es auch mieten oder leihen. Das spart nicht nur Geld, sondern auch Platz in der Wohnung.

Verzichte auf Markenprodukte:
Markenprodukte sind oft teurer als No-Name-
Produkte, obwohl sie oft dieselbe Qualität
haben. Wenn es nicht unbedingt nötig ist,
sollte man auf Markenprodukte verzichten
und stattdessen auf günstigere Alternativen
setzen.

Setze Prioritäten: Bevor man Geld ausgibt,
sollte man sich überlegen, was einem wirklich
wichtig ist. Wenn man zum Beispiel gerne
reist, kann man sich eher eine Reise leisten,
indem man an anderen Stellen spart.

Verkaufe unnötige Dinge: Durch das
Verkaufen von unnötigen Dingen kann man
nicht nur Platz schaffen, sondern auch Geld
verdienen. Alles, was man nicht benötigt oder
was man seit einem Jahr nicht mehr benutzt
hat, kann man verkaufen.

Koche selbst: Selbstgekochtes Essen ist oft
günstiger als Essen im Restaurant oder Fast
Food. Indem man öfter selbst kocht, kann
man Geld sparen und sich gleichzeitig
gesünder ernähren.

Nutze kostenlose Angebote: Es gibt viele
kostenlose Angebote, die man nutzen kann,

um Geld zu sparen. Zum Beispiel kann man statt ins Fitnessstudio zu gehen, auch draußen Sport treiben oder kostenlose Apps nutzen, um Yoga zu machen oder zu meditieren.

3.3 Gewohnheiten in den Alltag integrieren

Den Alltag zu vereinfachen und stressfreier zu gestalten ist einfacher, als man denkt. Es braucht ein wenig Übung, aber mit ein bisschen Routine klappt es bestimmt. Ausserdem sollte man sicher vor Augen halten, dass wir ja keinen Wettbewerb veranstalten, sondern wir unseren Wohlführfaktor erhöhen wollen.

Beginne den Tag bewusst: Starte den Tag bewusst und ohne Stress. Statt direkt auf das Smartphone zu schauen, kann man sich Zeit nehmen, um zu meditieren, ein Buch zu lesen oder sich einfach nur bei einer Tasse Kaffee oder Tee zu entspannen.

Planung und Organisation: Eine gute Planung und Organisation hilft dabei, den Alltag zu vereinfachen und Zeit zu sparen. Man sollte sich Zeit nehmen, um den Tag oder die Woche zu planen und Prioritäten zu setzen.

Konzentriere dich auf das Wesentliche: Konzentriere dich auf das Wesentliche und versuche, unnötige Ablenkungen zu vermeiden. Statt sich von Social-Media-Nachrichten oder E-Mails ablenken zu lassen,

sollte man sich auf die wichtigen Dinge
konzentrieren.

Vermeide Zeitverschwendung:
Zeitverschwendung kann stressig sein und
verhindert, dass man sich auf das Wesentliche
konzentriert. Man sollte Zeitverschwendung
vermeiden und sich stattdessen auf produktive
Aufgaben konzentrieren. Wo sind die
Zeitkiller?

Nutze die Freizeit bewusst: Nutze die Freizeit
bewusst und verbringe sie sinnvoll. Statt
stundenlang vor dem Fernseher zu sitzen,
kann man sich mit Freunden treffen, ein Buch
lesen oder sich sportlich betätigen.
Entschleunige: Entschleunige und nimm dir
bewusst Zeit für die Dinge, die dir wichtig
sind. Versuche, nicht immer alles schnell und
effizient erledigen zu müssen, sondern nimm
dir Zeit für die Dinge, die du genießt.

3.4 Wohnungen einrichten

Eine minimalistische Einrichtung der
Wohnung kann auf verschiedene Weise
erreicht werden. Es ist wichtig zu betonen,
dass Minimalismus nicht bedeutet, dass man
in einem leeren Zimmer auf dem Boden sitzen
muss. Es gibt jedoch einige Grundlagen, die
dabei helfen können, eine aufgeräumte
Atmosphäre zu schaffen.

Weniger ist mehr: Entferne alles aus der
Wohnung, was nicht unbedingt benötigt wird.
So schafft man Platz und eine einfache,
aufgeräumte Atmosphäre. Dabei sollte jedoch
darauf geachtet werden, dass notwendige
Gegenstände nicht entfernt werden.

Funktion vor Form: Die Wahl der
Möbelstücke und Dekorationen sollte
funktional und gleichzeitig ästhetisch sein.
Verzichte auf unnötige Schnörkel und
verspielte Designs.

Helle Farben: Eine helle Farbpalette wie
Weiß, Grau oder Beige schafft eine klare,
ruhige Atmosphäre. Verzichte auf zu viele
Muster und bunte Farben, um die
minimalistische Einrichtung zu
unterstreichen.

Stauraum: Schaffe ausreichend Stauraum, um Dinge außer Sichtweite aufbewahren zu können. Dies trägt zur Aufgeräumtheit bei und vermeidet Unordnung.

Natürliche Materialien: Verwende natürliche Materialien wie Holz, Stein oder Leinen, um eine beruhigende Atmosphäre zu schaffen und die Umweltbelastung zu minimieren. Dabei kann man auch auf recycelte Materialien zurückgreifen, um Nachhaltigkeit zu fördern. *Wenige, aber hochwertige Gegenstände*: Investiere in wenige, aber qualitativ hochwertige Möbelstücke oder Dekorationen. Diese können teurer sein, halten in der Regel jedoch länger und verleihen der Wohnung einen zeitlosen Look.

Multifunktionsmöbel: Wähle Möbelstücke, die mehrere Funktionen erfüllen können, wie zum Beispiel ein Sofa mit Stauraum, ein Tisch mit ausklappbarer Platte oder ein Bett mit Schubladen darunter. So kann Platz gespart werden und die Wohnung bleibt aufgeräumt.

Allerdings ist zu beachten, dass Minimalismus für jeden etwas anderes bedeuten kann und dass es keine "richtige" oder "falsche" Art gibt, eine Wohnung minimalistisch einzurichten. Jeder kann nach seinen eigenen Vorlieben und Bedürfnissen entscheiden, wie minimalistisch seine Wohnung eingerichtet sein soll.

Kapitel 4

Minimalismus und Nachhaltigkeit

4.1 Minimalismus und Nachhaltigkeit

Minimalismus und Nachhaltigkeit sind eng miteinander verbunden, da sie beide auf den bewussten Umgang mit Ressourcen abzielen. Minimalismus bezieht sich dabei auf einen reduzierten Lebensstil, bei dem man bewusst auf Dinge verzichtet, die man nicht wirklich benötigt. Nachhaltigkeit bezieht sich darauf, die Umwelt zu schonen, indem man Ressourcen auf eine nachhaltige Weise nutzt und sich bemüht, diese nicht übermäßig zu verschwenden.

Minimalismus kann dazu beitragen, dass weniger Dinge gekauft und weniger Abfall produziert wird. Durch den Verzicht auf unnötige Dinge wird nicht nur Platz geschaffen, sondern auch Ressourcen gespart, da beispielsweise weniger Energie für die Produktion, den Transport und die Entsorgung benötigt wird. Zudem kann durch den Kauf von qualitativ hochwertigen und langlebigen Produkten, anstatt billiger Einwegware, ein nachhaltiger Lebensstil unterstützt werden.

Auch im Hinblick auf das Wohnen kann Minimalismus und Nachhaltigkeit eine wichtige Rolle spielen. Eine minimalistische Einrichtung mit natürlichen und recycelbaren

Materialien wie Holz, Kork oder Leinen, kann dazu beitragen, die Umweltbelastung zu reduzieren. Durch das Vermeiden von übermäßigem Konsum und die Verwendung von Recycling- und wiederverwendbaren Produkten, kann man einen positiven Einfluss auf die Umwelt nehmen.

Zusammenfassend kann gesagt werden, dass Minimalismus und Nachhaltigkeit Hand in Hand gehen und beide einen bewussteren Umgang mit Ressourcen fördern. Durch den Verzicht auf unnötige Dinge und die bewusste Nutzung von nachhaltigen Produkten kann jeder einzelne einen wichtigen Beitrag zum Schutz der Umwelt leisten.

4.2 Minimalismus und Umweltschutz

Minimalismus kann dazu beitragen, die Umwelt zu schützen, indem er zu einem bewussteren und nachhaltigeren Umgang mit Ressourcen führt. Der minimalistische Lebensstil zielt darauf ab, auf unnötige Dinge zu verzichten und stattdessen nur diejenigen Dinge zu besitzen, die man wirklich braucht und die einem Freude bereiten.

Durch den Verzicht auf übermäßigen Konsum und die Reduzierung des persönlichen Besitzes kann der Ressourcenverbrauch reduziert werden. Das bedeutet zum Beispiel, dass weniger Rohstoffe für die Herstellung von Konsumgütern benötigt werden, was wiederum zur Senkung des Energiebedarfs und der CO_2-Emissionen beiträgt. Durch die bewusste Entscheidung für langlebige Produkte kann man außerdem dazu beitragen, dass weniger Müll produziert wird und dass wertvolle Ressourcen länger genutzt werden können.
Ein minimalistischer Lebensstil kann auch dazu beitragen, dass weniger Energie für den Transport und die Lagerung von Gütern benötigt wird. Indem man sich auf das Wesentliche konzentriert und nur das kauft,

was man wirklich braucht, kann man auch den
Bedarf an Verpackungen reduzieren.
Darüber hinaus kann Minimalismus auch
dazu beitragen, dass man sich bewusster über
die Auswirkungen seines Konsums auf die
Umwelt wird. Indem man sich fragt, ob man
wirklich jedes Produkt braucht, das man
kaufen möchte, kann man sich selbst dazu
motivieren, umweltbewusster zu handeln und
Verantwortung für den Planeten zu
übernehmen. Darüber hinaus möchte ich hier
dennoch einige weitere Ansätze bieten, da
diese ebenfalls eng verknüpft sind. Ich
möchte an dieser Stelle auch nochmals klar
betonen, dass ich niemanden bekehren möchte
und die kleinen Dinge im Leben oft
entscheidend sind. Aber es gibt viele Dinge
sich wieder auf andere Faktoren (Bsp.
Energie) auswirken und dann zum Beispiel
wiederum für Stressfreiheit sorgen. Brauchen
wir 5 Lichter im Wohnzimmer? Oder tut es
vlt auch eine Lampe? Positiver Nebeneffekt:
man spart Geld und Zeit, denn eine Lampe
schaltet sich schneller aus. Wir hatten bis vor
einigen Jahren ein Heimkino – volles
Programm. Aber tausend Fernbedienungen
und Stromfresser im Standby nervten mich
irgendwann. Also haben wir es abgeschafft
und was soll ich sagen: mit Freunden oder
Familie ins Kino zu gehen hat den alten Glanz

wiederbekommen. Daher hier noch ein paar weiter Tipps:

Müll reduzieren: Kaufe weniger verpackte Produkte und setze auf wiederverwendbare Verpackungen, wie beispielsweise Glasbehälter, Stofftaschen oder wiederverwendbare Flaschen.

Recycling: Entsorge deinen Müll ordnungsgemäß und trenne ihn nach Recycling-Kategorien, um Ressourcen zu sparen und Abfall zu reduzieren.

Energiesparen: Reduziere deinen Energieverbrauch, indem du beispielsweise Energiesparlampen oder LED-Lampen verwendest, Geräte ausschaltest, wenn du sie nicht benutzt, und die Temperatur in deiner Wohnung niedriger hältst.

Nachhaltige Produkte: Kaufe nachhaltige Produkte wie biologisch angebautes Obst und Gemüse oder Fair-Trade-Produkte.

Umweltfreundliche Transportmittel: Fahre Fahrrad, gehe zu Fuß oder nutze öffentliche Verkehrsmittel anstatt alleine im Auto zu fahren, um den CO_2-Fußabdruck zu reduzieren.

Kapitel 5

Herausforderungen

5.1 Herausforderungen meistern

Ein minimalistischer Lebensstil kann viele
Vorteile haben, aber es gibt auch einige
Herausforderungen, die damit einhergehen
können:

Gesellschaftliche Normen und Erwartungen:
Unsere Gesellschaft ist oft von Konsum und
Überfluss geprägt, und es kann schwierig
sein, von diesem Trend abzuweichen. Familie
und Freunde können beispielsweise
Verständnisprobleme haben, wenn sie den
minimalistischen Lebensstil nicht
nachvollziehen können.

Verzicht auf Gewohntes: Minimalismus
bedeutet oft, sich von materiellen Dingen zu
trennen, die einen emotionalen Wert haben.
Es kann schwer sein, sich von Dingen zu
trennen, die man jahrelang besessen hat und
mit denen man Erinnerungen verbindet.

Auswahlprozess: Bei einer minimalistischen
Lebensweise muss man bewusster auswählen,
was man besitzt und was nicht. Das kann
mitunter sehr zeitaufwendig und schwierig
sein, besonders wenn man sich zwischen
emotionalen Wert und praktischem Nutzen
entscheiden muss.

Kompromisse bei Komfort und Bequemlichkeit: Minimalismus kann bedeuten, auf Komfort und Bequemlichkeit zu verzichten. Weniger Besitztümer bedeuten oft auch weniger Komfort, wie beispielsweise weniger Kleidungsstücke, weniger Möbel oder weniger Elektrogeräte.

Einschränkungen im Alltag: Minimalismus kann auch bedeuten, sich Einschränkungen im Alltag zu unterwerfen. Beispielsweise kann man weniger Einkaufsmöglichkeiten in der Nähe haben oder weniger Auswahl bei der Kleidung.
Diese Herausforderungen sind jedoch meistens überwindbar und können auch zu einem bewussteren und erfüllteren Leben führen. Es ist wichtig, sich bewusst zu machen, welche Vorteile der minimalistische Lebensstil mit sich bringt und welche persönlichen Prioritäten man hat, um die Herausforderungen zu meistern.

5.2 Sozialer Druck, Konsumgüter zu besitzen

Der soziale Druck, Konsumgüter zu besitzen, kann für Minimalisten eine Herausforderung darstellen, insbesondere wenn sie von Familie, Freunden oder der Gesellschaft insgesamt nicht verstanden werden. Überlege dir, warum du dich für den minimalistischen Lebensstil entschieden hast und welche Vorteile er für dich hat. Wenn du dir deiner Werte bewusst bist, fällt es dir leichter, sie zu vertreten. Manchmal kann es helfen, anderen zu erklären, warum du minimalistisch lebst. Wenn sie verstehen, was du tust und warum du es tust, können sie dich besser unterstützen. Finde Menschen, die ähnliche Werte teilen und ebenfalls minimalistisch leben. Diese Menschen können dir Unterstützung und Ermutigung geben. Wenn du dich mit Menschen triffst, die den Konsum von Dingen schätzen, die du nicht magst, setze Grenzen. Du musst nicht an jeder Aktivität teilnehmen oder jedes Geschenk annehmen.
Wenn dir Freunde oder Familie Geschenke oder Einladungen zu Aktivitäten machen, die deinem minimalistischen Lebensstil widersprechen, lerne "Nein" zu sagen.

Versuche, eine positive Einstellung zum Minimalismus zu entwickeln. Denke nicht darüber nach, was du vermisst oder was du nicht hast, sondern darüber, was du gewinnst. Konzentriere dich auf andere Aspekte des Lebens, wie deine Beziehungen, deine Gesundheit oder deine Leidenschaften. Konzentriere dich auf das, was dir Freude bereitet, und weniger auf Dinge, die du besitzen könntest.

5.3 Materielles Verlangen reduzieren

Das Verlangen nach materiellen Dingen zu reduzieren, ist besonders in einer Gesellschaft, die uns ständig mit Werbung und Konsumangeboten bombardiert, nicht ganz einfach. Wie bereits oben erwähnt lauern die Verlockungen überall und jahrelange Konsumfreude haben in unserem Gehirn die Freuden des Dopamins klingeln lassen. Ich möchte auch niemanden hier bekehren, denn jeder muss selber entscheiden, was er/sie in welche, Umfang kauft. Wer aber ein wenig positiv auf den Konsum einwirken möchte, bekommt hier einige Tipps von mir, die mir sehr geholfen haben.

Reflexion: Nimm dir Zeit, um über deine Bedürfnisse und Wünsche nachzudenken. Frage dich, ob du wirklich etwas brauchst oder ob es nur ein kurzfristiger Wunsch ist. Überlege, ob das, was du kaufen möchtest, deinen Werten und Zielen entspricht.

Achtsamkeit: Achte auf deine Gedanken und Emotionen, wenn du eine Shopping Gelegenheit siehst oder einen Kauf tätigen möchtest. Nimm wahr, was in dir vorgeht, und frage dich, ob du wirklich etwas brauchst.

Verzicht: Versuche, für eine bestimmte Zeit auf den Kauf von neuen Dingen zu verzichten. Du kannst zum Beispiel einen Monat lang nur das kaufen, was du wirklich brauchst, und auf alle anderen Käufe verzichten. Oder du legst dir eine Liste an, auf der du Dinge notierst, die du gerne hättest, und wartest einige Tage, bevor du sie kaufst. So kannst du vermeiden, dass du impulsiv einkaufst.

Verbindung: Finde andere Wege, um deine Bedürfnisse zu erfüllen, die nicht mit dem Kauf von materiellen Dingen zusammenhängen. Verbinde dich mit Freunden, geh in die Natur, treibe Sport oder lerne etwas Neues. Es gibt viele Wege, um positive Emotionen zu erleben, ohne Geld auszugeben.

Fokus auf Qualität: Wenn du etwas kaufen musst, achte darauf, dass es von hoher Qualität ist und lange hält. Investiere in Dinge, die dir wirklich wichtig sind, und die du häufig nutzen wirst.

Austausch und Teilen: Überlege, ob du Dinge mit anderen teilen oder tauschen kannst. Du kannst zum Beispiel Kleidungsstücke mit Freunden tauschen oder gemeinsam

Werkzeug oder andere Dinge anschaffen, die ihr alle nutzen könnt. Dies ist übrigens eine meiner liebsten Gewohnheiten aus dem Minimalismus. Muss immer jeder alles kaufen? Wenn man den Tausch entdeckt hat merkt man sehr schnell wie diese Eigenschaft die Menschen wieder zusammenführt in dieser schnellen Zeit.

Indem du dich auf deine Bedürfnisse und Werte konzentrierst, achtsam einkaufst und alternative Wege findest, um positive Emotionen zu erleben, kannst du das Verlangen nach materiellen Dingen reduzieren.

Kapitel 6

Minimalismus und Glück

6.1 Ein erfülltes Leben führen

Minimalismus ist mehr als nur eine Modeerscheinung oder ein Lifestyle-Trend. Es ist eine Lebensphilosophie, die sich auf das Wesentliche konzentriert und den Fokus auf das reduziert, was wirklich wichtig ist. Der minimalistische Lebensstil kann dazu beitragen, ein erfüllteres und glücklicheres Leben zu führen, indem er uns von unnötigem Ballast befreit und uns mehr Zeit und Raum für die Dinge gibt, die wirklich zählen.

Durch die Konzentration auf das Wesentliche kann der minimalistische Lebensstil dazu beitragen, unsere Prioritäten neu zu setzen. Wir lernen, uns auf die Dinge zu konzentrieren, die uns wirklich wichtig sind, und können uns von unnötigem Stress und Überfluss befreien. Wir lernen auch, uns auf unsere Bedürfnisse zu konzentrieren und unsere Zeit und Energie auf die Dinge zu lenken, die uns glücklich machen. Minimalismus kann auch dazu beitragen, unser Bewusstsein für die Dinge zu schärfen, die uns umgeben. Indem wir uns auf das Wesentliche konzentrieren, lernen wir, die Dinge zu schätzen, die wir haben, und können uns von der Jagd nach immer mehr und immer besser lösen. Wir lernen auch, uns auf

nachhaltige und umweltbewusste
Entscheidungen zu konzentrieren, da wir uns
bewusst werden, dass wir nur begrenzte
Ressourcen haben und dass es wichtig ist, sie
zu schützen.

Ein minimalistischer Lebensstil kann auch
dazu beitragen, unsere Beziehungen zu
anderen Menschen zu verbessern. Indem wir
uns von materiellen Dingen und unnötigen
Ablenkungen befreien, können wir uns auf die
Menschen um uns herum konzentrieren und
tiefere und bedeutungsvollere Beziehungen
aufbauen. Wir können uns auch auf
Aktivitäten konzentrieren, die wir gemeinsam
mit anderen genießen und uns auf diese Weise
mit ihnen verbinden können.
Schließlich kann der minimalistische
Lebensstil dazu beitragen, unser Leben in
vielerlei Hinsicht zu vereinfachen. Indem wir
uns von unnötigem Ballast befreien, können
wir uns auf das konzentrieren, was wirklich
zählt, und uns von Dingen befreien, die uns
nur ablenken oder belasten. Wir können uns
auf unsere Ziele konzentrieren und uns auf
unsere Stärken konzentrieren, um unser
Potenzial voll auszuschöpfen.

Das Praktizieren von Minimalismus kann zu
einem erfüllteren und glücklicheren Leben

führen, indem es uns von unnötigem Ballast befreit und uns Zeit und Raum für die Dinge gibt, die wirklich zählen. Es kann dazu beitragen, unsere Prioritäten neu zu setzen, unser Bewusstsein für die Dinge um uns herum zu schärfen, unsere Beziehungen zu anderen Menschen zu verbessern und unser Leben auf vielfältige Weise zu vereinfachen.

6.1 Zusammenhang mit den Lebensphilosophien Achtsamkeit und Stoizismus

Minimalismus, Achtsamkeit und Stoizismus sind drei Lebensphilosophien, die miteinander verbunden sind, da sie alle auf eine bewusstere und erfülltere Lebensweise abzielen.
Minimalismus als Lebensphilosophie beinhaltet die bewusste Reduktion von materiellen Dingen, um sich auf das Wesentliche im Leben zu konzentrieren. Durch die Vereinfachung des Lebensstils soll mehr Freiraum für die wirklich wichtigen Dinge im Leben geschaffen werden, wie zum Beispiel Beziehungen, Erfahrungen oder persönliche Entwicklung.

Achtsamkeit ist eine weitere Lebensphilosophie, die darauf abzielt, im gegenwärtigen Moment zu leben und sich auf das Hier und Jetzt zu konzentrieren. Es geht darum, bewusster zu leben und sich nicht von Gedanken oder Emotionen kontrollieren zu lassen. Durch die Praxis der Achtsamkeit kann man eine tiefere Verbindung zu sich selbst und zur Welt um sich herum aufbauen.

Stoizismus ist eine philosophische Schule, die darauf abzielt, eine unerschütterliche innere Ruhe und Gelassenheit zu entwickeln. Es geht darum, Herausforderungen und Schwierigkeiten im Leben anzunehmen und zu akzeptieren, anstatt dagegen anzukämpfen. Durch die Praxis des Stoizismus kann man eine tiefere Verbindung zu sich selbst und zu seinen Werten entwickeln.

Alle drei Lebensphilosophien darauf ab, sich auf das Wesentliche im Leben zu konzentrieren und eine bewusstere und erfülltere Lebensweise zu führen. Durch die Praxis des Minimalismus, der Achtsamkeit und des Stoizismus kann man lernen, seine Gedanken, Emotionen und Handlungen bewusster zu steuern und mehr Kontrolle über sein Leben zu erlangen. Zusammen bieten diese Lebensphilosophien einen Weg zu einem erfüllten und zufriedenen Leben, das sich auf das Wesentliche konzentriert und sich nicht von materiellen Dingen oder äußeren Einflüssen beeinflussen lässt.

6.2 Beziehungen verbessern und glücklicher zu sein

Minimalismus ist nicht nur ein Konzept, das auf materielle Besitztümer angewendet wird, sondern es kann auch auf Beziehungen angewendet werden. Wenn wir uns von unnötigen und toxischen Beziehungen trennen, können wir Platz für gesunde und erfüllende Beziehungen schaffen. Minimalismus lehrt uns, uns auf das Wesentliche zu konzentrieren, was in Beziehungen bedeutet, dass wir uns auf die Beziehungen konzentrieren sollten, die uns wirklich wichtig sind und uns unterstützen. Wenn wir uns von oberflächlichen und unbedeutenden Beziehungen trennen, können wir mehr Zeit und Energie in diejenigen investieren, die uns am Herzen liegen.

Minimalismus kann auch dazu beitragen, unsere Beziehungen zu verbessern, indem wir unsere Kommunikation und unser Verhalten reflektieren. Wir können uns fragen, was wir wirklich von unseren Beziehungen erwarten und welche Rolle wir in ihnen spielen wollen. Indem wir uns bewusst machen, was wir von unseren Beziehungen wollen, können wir aktiv daran arbeiten, unsere Bedürfnisse zu erfüllen und unsere Beziehungen zu stärken.

Minimalismus kann auch dazu beitragen, unsere Beziehungen zu verbessern, indem wir uns auf Qualität statt Quantität konzentrieren. Statt viele oberflächliche Beziehungen zu haben, sollten wir uns auf diejenigen konzentrieren, die uns am meisten bereichern. Wenn wir uns darauf konzentrieren, tiefe und bedeutsame Beziehungen aufzubauen, können wir eine höhere Qualität von Beziehungen erleben, die uns unterstützen und glücklicher machen.

Uns von unnötigen Beziehungen zu trennen, unsere Kommunikation und unser Verhalten zu reflektieren und der Fokus auf Qualität statt Quantität entlastet uns. Indem wir uns auf die Beziehungen konzentrieren, die uns am meisten erfüllen, können wir eine höhere Lebensqualität und ein glücklicheres Leben erreichen. Prof. Dr. Günther Jacobi bezeichnet dies auch als „Psychohygiene" (vgl. ISBN 9783131322319).

In meinem Leben macht mich glücklich:

Diese Dinge möchte ich verändern:

Schlusswort

Liebe Leserinnen und Leser,

ich hoffe, ihr habt bei der Lektüre dieses
Buches einige hilfreiche Tipps und Tricks
zum Thema Minimalismus gefunden. Wenn
ihr jetzt denkt: "Oh nein, ich muss jetzt mein
ganzes Leben umkrempeln und auf alle meine
Besitztümer verzichten!", dann kann ich euch
beruhigen. Minimalismus bedeutet nicht, dass
ihr euch von allem trennen müsst, was euch
wichtig ist. Es geht vielmehr darum, sich
bewusst zu machen, was einem wirklich
wichtig ist und was man wirklich braucht.
Und ja, ich gebe zu, es kann manchmal
schwierig sein, sich von gewissen Dingen zu
trennen. Besonders, wenn es um
Erinnerungsstücke geht oder um
Gegenstände, die man einmal als
"unverzichtbar" angesehen hat. Aber wenn ihr
einmal den Mut findet, euch von
überflüssigen Dingen zu trennen, werdet ihr
merken, wie befreiend das sein kann.
Und das Tolle daran ist: Ein minimalistischer
Lebensstil kann nicht nur zu mehr Freiheit
und Klarheit im eigenen Leben führen,
sondern auch dazu beitragen, Beziehungen zu

verbessern und nachhaltiger zu leben. Denn
wenn man sich auf das Wesentliche
beschränkt, hat man automatisch mehr Zeit
und Raum für die wirklich wichtigen Dinge
im Leben.
Und wer weiß, vielleicht habt ihr ja auch ein
paar Freunde oder Familienmitglieder
inspiriert, es euch gleichzutun. Denn
gemeinsam lässt es sich doch immer besser
leben, oder nicht?
In diesem Sinne wünsche ich euch viel Erfolg
und Freude beim Umsetzen eurer
minimalistischen Ideen. Und vergesst nicht:
Weniger ist manchmal wirklich mehr!

PS: da dies mein erstes Buch ist, würde ich
mich sehr über eine positive Bewertung
freuen. Auch wenn du Anregungen oder
Themenwünsche hast.

Euer Esteban

Esteban Schmidt lebt seit 2008 in Valencia. In seinem kleinen, abgelegenen Haus schreibt hat er das Schreiben begonnen. Dies ist sein erstes Buch, das er mit viel Enthusiasmus und Leidenschaft verfasst hat.

Estebans Eltern haben spanische und deutsche Wurzeln, was seine Liebe für das Leben und die Kultur des südlichen Europas erklären kann. Seine Herkunft hat ihm geholfen, eine breite Perspektive auf das Leben und die Welt zu haben, was auch in seinem Schreiben reflektiert wird.

Esteban ist ein sehr reflektierter Mensch und hat eine tiefe Verbindung zur Natur und zum Meer, die er in seine Arbeit einfließen lässt. Seine Leidenschaft für Minimalismus, Nachhaltigkeit und Meditation spiegelt sich in den Werken wider, die von einer auf der ganzen Welt geschätzt werden.
Er bevorzugt es, im Hintergrund zu bleiben und sich auf seine Arbeit zu konzentrieren.
Sein Wunsch ist es, den Lesern durch Bücher und Artikel zu helfen, ein erfülltes und bewusstes Leben zu führen.

Esteban Schmidt ist ein besonderer Autor. Sein erstes Buch ist ein kompakter Beitrag zum Thema Minimalismus, der den Lesern helfen wird, einen minimalistischen Lebensstil zu verstehen und in ihr eigenes Leben zu integrieren.